LE DENTISTE
DE LA MAISON.

PETIT TRAITÉ

sur

les maladies qui attaquent les gencives et les dents
et sur les moyens de les prévenir ;

SUR LE TRAVAIL DE LA PREMIÈRE ET DE LA DEUXIÈME DENTITION
CHEZ LES ENFANTS
ET SUR LES DIFFORMITÉS QUI PEUVENT EN ÊTRE LA SUITE ;

suivi

de conseils pour l'entretien de la bouche et des dents
et de formules pour la composition d'élixirs,
poudres et opiats destinés à la toilette buccale,

par

M. B. CARETTE,

DENTISTE DE PARIS,

résidant actuellement à Valence.

———

A VALENCE,

Chez COMBIER, libraire, place Napoléon ;
et chez l'Auteur, rue Hôtel-de-Ville.

—

1853.

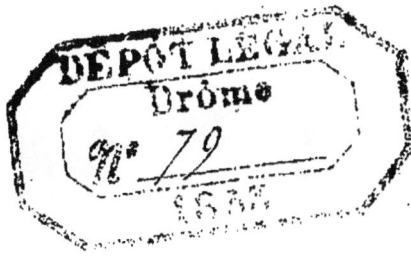

LE DENTISTE

DE

LA MAISON.

PROPRIÉTÉ DE L'AUTEUR.

LA CONTREFAÇON EST INTERDITE.

Valence , impr. de CHENEVIER et CHAVET.

LE DENTISTE
DE LA MAISON.

PETIT TRAITÉ

sur

les maladies qui attaquent les gencives et les dents
et sur les moyens de les prévenir ;

SUR LE TRAVAIL DE LA PREMIÈRE ET DE LA DEUXIÈME DENTITION
CHEZ LES ENFANTS
ET SUR LES DIFFORMITÉS QUI PEUVENT EN ÊTRE LA SUITE ;

suivi

de conseils pour l'entretien de la bouche et des dents
et de formules pour la composition d'élixirs,
poudres et opiats destinés à la toilette buccale,

par

M. B. CARETTE,

DENTISTE DE PARIS,

résidant actuellement à Valence.

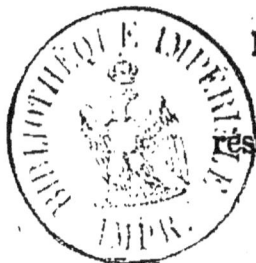

A VALENCE,

Chez COMBIER, libraire, place Napoléon,
et chez l'Auteur, rue Hôtel-de-Ville.

1853.

AVANT-PROPOS.

Les dents jouent un rôle si important dans nos fonctions animales, l'harmonie des traits du visage dépend si essentiellement de leur beauté et de leur conservation, et les causes qui peuvent en amener l'altération ou la ruine sont si nombreuses, que je crois faire une chose utile en publiant ce petit traité, au moyen duquel chacun pourra, par des soins faciles, prévenir la plupart des maladies qui affectent cette partie de notre organisation physique, ou en arrêter les progrès par des traitements efficaces et sans danger.

Je n'ai point voulu écrire une pathologie dentaire, traitant de toutes les maladies de la bouche et de leur médication, mais seulement un petit traité domestique à la portée de tout le monde. C'est un travail que je reprendrai plus tard, si cet essai est accueilli favorablement du public. On ne trouvera donc dans mon petit livre que des conseils faciles à suivre et des indications simples et naturelles, fruit d'une longue pratique et de patientes observations dans l'exercice de mon art; je saurai, du reste, m'arrêter avec prudence au point où finit la mission du dentiste, me bornant ensuite à recommander le recours aux hommes spéciaux dont les études ont embrassé le vaste domaine de la médecine.

Mon but étant, comme je l'ai dit, de venir en aide à tout le monde, je m'abstiendrai le plus possible de l'emploi des mots techniques, afin d'être mieux compris, et d'initier plus sûrement les pères et les mères de famille, surtout, aux secrets de l'art du dentiste.

Je place à la fin de ce petit traité quelques formules pour la composition d'élixirs, poudres et opiats qui m'appartiennent ; j'en indique quelques autres dont j'ai reconnu l'efficacité : avec ces formules, chacun pouvant préparer soi-même les spécifiques qui calment les douleurs de dents ou qui servent à la toilette de la bouche, les personnes crédules, les habitants des campagnes, surtout, ne recourront plus, je l'espère, aux drogues impuissantes, quand elles ne sont pas dangereuses, des guérisseurs de foire.

B. CARETTE.

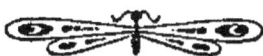

ERRATA.

—

Page 20, 3e ligne. Au lieu de : *à cause des suites fâcheuses que peut avoir cette opération;* lisez : *que peut avoir la maladie.*

Page 26, 5e ligne. Au lieu de : *avec leur mouchoir;* lisez : *avec leur mâchoire.*

LE DENTISTE

DE LA MAISON.

I.

De l'usage des dents et de la nécessité de leur conservation.

Les dents servent non‑seulement à broyer les aliments et à les préparer pour une digestion facile, mais encore à l'articulation précise du langage.

L'arrangement des dents forme dans la bouche deux sortes de barrières qui servent à retenir la langue quand elle exécute ses mouvements. Cette disposition, avec celle du palais qui forme une voûte, con‑

1

courent à rendre le son de la voix harmonieux et les paroles plus intelligibles.

Si les dents étaient mal rangées ou qu'il y eût entre elles de l'espace, on perdrait beaucoup du côté de la voix et du côté de la prononciation ; motifs bien puissants pour engager ceux qui, par état, sont obligés de parler en public, ou qui s'adonnent à la musique, à avoir un soin tout particulier de leurs dents.

Les personnes à qui les dents manquent, principalement les incisives, laissent échapper la salive, qui jaillit souvent pendant la conversation sur ceux à qui l'on parle. Bien plus, lorsque le devant de la bouche est dégarni et que rien ne retient plus la salive, il en résulte, par suite de l'aspiration trop rapide d'un air quelquefois trop vif, des dessèchements de poitrine qui ont toujours des suites très-fâcheuses.

Les dents servent aussi à soutenir les

joues et les lèvres. On remarque chez les vieillards dépourvus de leurs dents que les joues se creusent et que les lèvres rentrent d'elles-mêmes dans la bouche. Tels sont les inconvénients qui résultent de la perte des dents.

Ne voit-on pas fréquemment aussi des personnes du beau sexe qui ne peuvent donner le moindre sourire sans faire voir le peu de soins qu'elles ont apporté à la conservation de leurs dents?

En effet, rien n'est aussi désagréable que de voir des dents dont l'émail se trouve altéré par le tartre qui s'y forme et qui annonce une grande négligence.

Ce tartre jaunit les dents; il s'attache d'abord à leur collet, il gagne peu à peu tout l'émail et finit par le recouvrir entièrement; alors l'haleine exhale une odeur repoussante.

Après avoir parlé de la nécessité des

dents et de l'importance de leur conservation, il est à propos de donner un détail
précis de ce qui leur est contraire, et d'indiquer les moyens de les préserver de tout
accident fâcheux.

Je n'entreprendrai pas de faire la des-
cription d'aucune espèce de régime, attendu que je ne ferais que répéter ce que
plusieurs de mes collègues ont déjà dit. Je
ne crois pas, d'ailleurs, qu'on doive se
priver de tel ou tel aliment en vue de la conservation des dents ; car, en supposant que
dans le nombre il s'en trouve quelques-uns
de contraires à la dentition, ils ne s'arrê-
tent pas assez long-temps dans la bouche
pour y agir d'une manière nuisible.

L'usage du cure-dents dont on se sert
pour ôter les filaments de viande qui s'in-
troduisent entre les dents n'est pas aussi
pernicieux que quelques-uns de mes confrères qui ont traité le même sujet ont

bien voulu le dire. Pour réfuter l'opinion des dentistes qui défendent le cure-dents de plumes ou d'acier, je leur demanderai de quels instruments ils se servent quand il s'agit de nettoyer des dents tartreuses: sont-ils d'un métal plus ami du système dentaire que les cure-dents d'or, de plume, d'argent ou d'acier? Pour moi, qui ne sais pas mentir, tout dentiste que je suis, je dis que tous les instruments dont la plupart de mes collègues se servent pour nettoyer les dents, sont faits de l'acier le plus pur et le mieux trempé, et j'ajoute que cette opération, comme l'usage du cure-dents, est sans danger pour leur conservation, qu'elle est au contraire très-nécessaire pour prévenir les inflammations de la bouche, car tout le monde sait que la perte des dents est principalement le fait du tartre qui se forme autour de ces parties délicates de notre organisme.

Toutes les personnes qui sont amies de la propreté de la bouche doivent avoir un soin tout particulier de leurs dents , en les entretenant par un bon dentifrice.

Vous trouverez à la fin de cet ouvrage les formules de mes élixirs , poudres , opiats et gouttes calmantes pour guérir les douleurs odontalgiques les plus aiguës.

II.

Du travail de la dentition chez les enfants.

Les dents de première dentition n'ont besoin d'aucun élixir ni poudre ; il suffit d'obliger l'enfant à se gargariser de temps en temps la bouche avec de l'eau fraîche, ou de passer sur ses dents une brosse douce imbibée d'eau, afin de n'y laisser aucune partie des aliments qui pourraient s'introduire dans les dents et les faire gâter.

Ce n'est guère qu'à l'âge de sept à huit ans que les parents doivent veiller sérieusement à la bouche de leurs enfants ; mais ils doivent le faire avec intelligence et précaution. Il est malheureusement beaucoup de pères et de mères de famille qui, à cette époque critique de la dentition, confient aveuglément leurs enfants, atteints seulement de légers maux de dents, à des mains mercenaires qui, pour l'appât de l'argent, ou par suite de leur ignorance en pareilles matières, font empirer le mal d'une manière sérieuse par des opérations graves et douloureuses, quand il n'aurait fallu que quelques soins d'un homme expérimenté et consciencieux.

Les dents de lait ne doivent pas être extraites avant l'âge de sept à huit ans ; en voici la raison : nous avons deux dentitions bien distinctes, la première et la deuxième ; ce n'est qu'entre sept à huit ans que la seconde commence à chasser les premières dents ; de sorte que si vous les ôtez à un enfant qui n'a pas atteint cet âge, quand bien même elles seraient gâtées, les secondes dents n'étant pas formées et étant à l'état de pulpe, le vide où était la dent, en se cicatrisant, amène le

rétrécissement de l'os maxillaire et empê-
che les dents secondes de prendre leur
développement, d'où il s'ensuit un grand
travail de dentition, très-difficile et très-
laborieux.

Dès que les enfants ont atteint l'âge de
sept à huit ans, n'hésitez jamais à leur
faire ôter leurs dents quand elles commencent à remuer ou lorsqu'elles sont gâtées;
autant que possible, vous commencerez
par les incisives inférieures et supérieures.
Ces petites dents, placées sur le devant de
la bouche, tiennent peu, attendu que les
secondes les chassent de leurs alvéoles et
rongent leurs racines; aussi le moyen de
les enlever est-il fort simple; il consiste à
enrouler un fil autour de la dent, et l'extraction se fait sans douleur.

Il n'en est pas de même pour les petites
molaires; il faut alors confier votre enfant
à un dentiste intelligent.

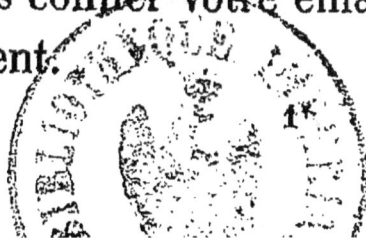

Beaucoup de pères et de mères de famille s'inquiètent des effets que peut causer la première dentition sur la seconde. A cet égard, il n'y a aucun danger réel, puisque, comme je l'ai déjà démontré, la première dentition ne peut influer aucunement sur la seconde.

Les enfants, en venant au monde, n'ont aucune trace de dents; cependant on a vu, par un caprice de la nature, des enfants venir au monde avec des dents; témoin notre grand roi Louis XIV, qui, en naissant, avait deux incisives. C'est une anomalie, car ce n'est guère qu'à l'âge de sept ou huit mois et quelquefois plus tard que les dents commencent à percer.

Les dents chez les enfants sont renfermées dans les gencives; après il paraît jusqu'à vingt-huit incisives, quatre canines et huit petites molaires.

On voit souvent la sortie des dents de lait occasionner de grands accidents chez les enfants; j'engage fortement les parents à veiller avec un grand soin à leur sortie. Les signes qui vous avertiront de cette crise sont d'abord la perte de l'appétit de votre enfant; puis il devient sombre et criard; il porte fréquemment à sa bouche les différents objets qu'il trouve à sa portée, et si vous examinez ses gencives, vous y remarquerez une grande inflammation à l'endroit où les dents veulent percer.

Mon opinion à ce sujet est qu'il faut d'abord bien s'assurer si le gonflement des gencives est occasionné par les dents et à l'endroit où elles veulent sortir; ce fait reconnu, il faut faire sur la tuméfaction une incision cruciale avec une lame d'acier bien tranchante. Dans ce cas, il serait plus prudent de faire opérer par un médecin, plutôt que par un dentiste, à cause des suites fâcheuses que peut avoir cette opération, telles que convulsions, fièvre, diarrhée, etc.

Beaucoup de parents ont encore l'habitude de donner à leurs enfants des hochets en cristal, en os, en verre, et différentes espèces de petits corps durs pour les amuser ; je repousse cette coutume d'une manière absolue, parce que tous ces petits corps tendent à durcir les gencives, et pourraient empêcher la sortie des dents ; vous ferez infiniment mieux de leur donner simplement un petit bâton de guimauve demi-cuite.

III.

Des soins à donner à la bouche pour les adultes.

Chez les personnes adultes, le nettoiement journalier des dents est le meilleur préservatif.

Si une personne a de mauvaises dents, il lui conviendrait à la rigueur de les nettoyer après chaque repas, pour enlever les substances alimentaires qui auraient pu s'y introduire. Il faut également empêcher l'accumulation du phosphate de chaux vulgairement appelé *tartre*, matière visqueuse et jaunâtre qui dépare la bouche de tant de personnes, et finit par corroder les dents, les dénuder de leurs gencives et occasionner des engorgements.

Pour parvenir à vous débarrasser du phosphate de chaux, s'il est par trop épais, il faut avoir recours au dentiste, qui vous le détachera avec ses petits instruments, et s'il n'est pas trop formé, vous parviendrez aisément à l'enlever en vous brossant les dents tous les jours avec de l'eau naturelle relevée de quelques gouttes de mon élixir dont vous avez la recette. Voilà le conseil que je crois pouvoir donner aux personnes délicates et même à celles qui ont de belles dents et qui ne font rien pour les conserver.

Quant aux personnes qui portent des dents artificielles, elles doivent plus que tout autre prendre un grand soin de leur bouche ; s'il en était autrement, ces pièces se couvriraient de tartre, s'altèreraient, et leur séjour continuel dans un lieu chaud et humide deviendrait pour la personne

qui les porte et pour celles qui l'appro-
cheraient le foyer d'une odeur infecte et
insupportable.

Indépendamment des soins journaliers
qu'il faut donner aux dents, il en est encore de généraux auxquels il faut s'assu-
jettir ; ils consistent, lorsque les gencives
sont molles, blafardes, saignantes ou en-
gorgées, à se gargariser avec de l'eau
naturelle coupée de miel rosat, à plusieurs
reprises pendant un jour ou deux ; puis on
continue par de simples frictions faites avec
une brosse bien douce trempée dans de
l'eau aromatisée de mon élixir. Cela suf-
fira pour redonner du ton aux parties malades, si l'état de débilité est purement
local. Mais si la mollesse des gencives dé-
pendait d'une affection générale, on
conçoit qu'il faudrait avoir recours à un
traitement interne, et c'est alors que l'u-
sage des toniques serait convenable pour

rendre l'énergie à tout l'organisme. Les bains de pieds sinapisés seraient aussi nécessaires.

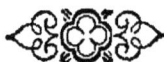

IV.

Conseils pour la conservation des dents.

Indépendamment des soins hygiéniques qu'exigent les dents et les gencives, il est encore certaines précautions à prendre pour conserver la bonté et la beauté de ces organes ; ces précautions consistent à éviter tout ce qui peut leur être nuisible et contraire, c'est-à-dire :

1° Ne point faire usage de lotions froides sur la tête ; n'employer aucun répercussif pour faire disparaître les taches du visage, ni aucune pommade ou eau pour teindre les cheveux. Toutes ces drogues sont composées la plupart de substances métalliques acides, astringentes et caustiques.

2° Ne pas casser avec les dents des corps trop durs; en un mot, ne pas faire de ses mâchoires un tire-bouchon ou un étau. J'ai remarqué que chez les saltimbanques, qui font des tours de force avec leur mouchoir, les dents se luxent en avant et imitent les crocs du boule-dogue.

3° Se bien garder d'introduire dans la bouche des corps trop volumineux, afin de ne pas s'exposer à une luxation ou à se décrocher les mâchoires, accident à craindre surtout pour les enfants, chez qui le centre du levier est très-rapproché.

4° Ne pas briser, comme le font ordinairement les ouvriers et ouvrières en couture et les enfants, des fils ou tout autre lien avec les dents, ce qui finit par les ébrécher, les denteler et les amincir, et les expose à la carie par suite de la destruction de l'émail.

5° Ne laisser séjourner que le moins possible des débris de substances alimentaires dans les cavités que les dents peuvent présenter.

6° Avoir soin de ne pas boire froid après avoir mangé trop chaud, ou trop chaud après avoir mangé froid. Le passage subit à ces deux extrêmes est toujours nuisible aux dents ; c'est ce qui fait dire souvent, en manière de plaisanterie, quand on voit une personne boire de suite du vin froid après son potage : Vous ôtez de la poche du médecin pour mettre dans celle du dentiste.

7° Il faut bien se garder aussi de s'exposer au grand air après avoir fumé. Ce n'est pas la fumée du tabac qui contribue à la perte des dents, comme on l'a cru longtemps, puisqu'elle n'agit que mécaniquement, mais c'est l'air froid qui, en pénétrant dans la bouche dont les parois sont en état de moiteur, détermine souvent une inflammation de pulpe dentaire, d'où il peut résulter des caries qui se développent plus particulièrement sur les dents qui, par leur structure ou leur position, ont déjà une tendance à cette maladie.

8° J'engage aussi les personnes qui consomment de la bière à ne pas en boire de suite après avoir fumé, principalement les personnes qui fument très-vite et dans des pipes à tuyaux courts, ou qui fument des cigarres jusqu'à la fin.

9° Evitez aussi les séjours humides ou voisins des rivières, des lacs ou des marais. J'ai remarqué que les habitants de quelques vallées, ceux qui sont voisins des ports de mer et principalement ceux de la Manche, de la Normandie et de toute la Bretagne, où la température change plusieurs fois dans la journée, ont généralement de mauvaises dents. Les personnes qui ont voyagé dans ces contrées, et surtout en Normandie, ont dû remarquer que les femmes y sont presque toutes plus ou moins dépourvues de dents, ce qui nuit de la manière la plus fâcheuse à leur beauté si renommée.

Nous avons aussi plusieurs professions où les personnes sont sujettes à perdre les dents, telles que les doreurs, les miroitiers, les confiseurs, les tisserands qui travaillent dans les caves, et, plus que tout autre, ces personnes devraient plus particulièrement prendre soin de leurs dents.

10° Il faut aussi ne pas boire en trop grande quantité des eaux minérales. Quand on est obligé d'en faire usage pour cause de santé, par ordonnance du médecin, il faudrait prendre un soin extrême de ses dents, car l'emploi journalier de ces eaux, en l'absence de toute espèce de soins, finit par les rendre douloureuses ; elles jaunissent, puis se couvrent d'un enduit noirâtre.

11° L'usage trop fréquent des sucreries produit aussi les mêmes résultats ; je conseille d'en user sobrement.

12° On peut encore regarder comme contraires aux dents les aliments chargés d'acides et les crûdités qui les agacent. Cet agacement fait un effet si considérable sur ces organes et les rend si sensibles, qu'il est impossible de manger sans éprouver de grandes douleurs. Pour dissiper cet inconvénient, il est absolument nécessaire de mâcher de l'oseille à plusieurs reprises ou du pourpier fraîchement cueilli.

13° Enfin, on doit s'abstenir de faire usage de ces substances improprement nommées *dentifrices* qui se vendent dans les foires ou dans ces étalages mobiles qui courent les rues. Les personnes qui se laissent aller à ce funeste usage peuvent être certaines que leurs dents ne tarderont pas à se corroder, à s'amincir, qu'elles perdront insensiblement leur vitalité et finiront par se gâter.

Tels sont les conseils que me suggère une longue expérience. Ils sont faciles à suivre pour tout le monde ; le pauvre comme le riche peuvent les mettre à profit, et prévenir, en les observant, bien des souffrances. Qu'on n'oublie donc jamais que les soins et la propreté sont d'excellents dentistes.

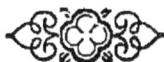

V.

Des diverses causes des maladies qui attaquent les dents.

Les maladies des dents sont occasion-
nées par des causes internes et externes ; les causes internes sont ordinairement la nature du sang, l'abus des liqueurs, un tempérament lymphatique
ou scrofuleux.

L'onanisme, les maladies scorbutiques
et le virus y contribuent également beaucoup. Ce dernier surtout est terrible dans
ses ravages, non pas toujours par la maladie elle-même, mais par les moyens auxquels on a recours pour la guérir. Quand
on emploie le mercure pour le traitement
du malade, il se porte souvent à la bouche

avec une telle violence , que les gencives ,
ainsi que les joues, se couvrent d'ulcères ;
les dents deviennent chancelantes et finissent par tomber, malgré tous les remèdes
qu'on peut y apporter. Quand les malades
ont le bonheur de les conserver, elles sont,
à la fin du traitement , dans un état déplorable occasionné par le mercure et la
malpropreté inséparable de cette vilaine
maladie.

Je regarde encore comme une cause
interne des maladies des dents les nour-
rices malsaines qui n'ont qu'un mauvais
lait.

Ceux qui sont d'un tempérament pi-
tuiteux sont ordinairement sujets à souffrir
des douleurs odontalgiques et même à
perdre leurs dents.

La jaunisse peut aussi influer sur les
dents par suite des désordres qu'elle occasionne dans la masse du sang.

1**

La croissance laborieuse des enfants rachitiques contribue à une mauvaise dentition. On remarque souvent à leurs dents certains enfoncements qui ne disparaissent jamais; ces sortes de dents sont ordinairement désignées sous le nom de *dents nouées*.

Les causes externes des maladies des dents sont un froid trop vif ou une chaleur trop intense ; leur action est dangereuse non-seulement sur les dents, mais aussi sur les gencives.

Les efforts violents que l'on fait avec les dents les ébranlent et les déracinent; les coups et les chutes ont les mêmes résultats.

Enfin, la négligence et le peu de soins qu'on prend de la propreté de sa bouche sont la cause la plus commune du dépérissement de cette partie essentielle de notre organisme.

VI.

Des maladies des dents et de leur curation.

Après avoir indiqué les causes tant internes qu'externes qui contribuent aux maladies des dents et des gencives, il est nécessaire de parler des maladies qui les attaquent.

Je me bornerai aux plus ordinaires ; savoir : la dentition, les fluxions, les fractures, la fistule, la carie, le tartre qui s'attache à l'émail et le scorbut.

1° *De la dentition chez les enfants.*

Les médecins anciens et modernes ont toujours regardé la croissance des dents chez les enfants comme une des crises les plus dangereuses à passer, puisqu'il en résulte quelquefois une cause de mort.

L'inflammation et la démangeaison des gencives doivent vous prévenir de la sortie des dents. L'inflammation est suivie d'une salive abondante; l'enfant porte sans sesse ses doigts à la bouche, d'où résulte le gonflement des gencives, avec de grandes douleurs qui causent souvent la diarrhée, des vomissements, des convulsions, la fièvre et l'insomnie, et quelquefois le sommeil léthargique, qui produit de plus tristes résultats encore.

Dès que vous apercevez les premiers symptômes des accidents que je viens de vous signaler, il ne faut pas hésiter à appeler le médecin, car ces accidents chez les enfants sont du ressort de la médecine et ne regardent nullement le dentiste, ainsi que je vous l'ai déjà dit. C'est pour cela

que je ne m'étends pas plus longuement
sur le travail de la dentition chez les
enfants.

2° *De la carie humide et de la carie sèche.*

A peine les dents ont-elles commencé à
paraître, qu'elles peuvent avoir besoin du
secours du dentiste. La carie est la première
maladie qui contribue à leur perte ; c'est
elle aussi qui nous occupe le plus, soit pour
la combattre, soit pour réparer les grands
désordres qu'elle fait.

La plupart de mes confrères ont multi-
plié le nombre des caries de sept à huit.
Quant à moi, je n'en reconnais que deux ;
savoir : *la carie humide* et *la carie
sèche.*

La carie sèche n'est point dangereuse,
à moins qu'elle ne soit négligée par la
personne qui en est atteinte. Aussitôt que

vous vous apercevez qu'une de vos dents
se carie, bien qu'elle ne vous cause aucune douleur, il ne faut pas attendre que
la carie fasse des progrès, car elle pourrait dégénérer en carie humide; il faut
donc en prévenir les suites en plombant
la dent attaquée. Je dis *plomber*, qui est
le terme dont on se servait pour désigner
l'ancienne opération, afin d'être mieux
compris, mais j'explique qu'aujourd'hui
les dentistes ont remplacé l'usage du plomb
par des pâtes malléables, qui, mises dans
la cavité de la dent, y durcissent en quelques minutes.

Cette méthode est bien préférable à
l'ancienne; elle réussit presque toujours,
et elle permet de manger sans douleur et
sans difficulté immédiatement après l'opération.

Quand on habite une localité dépourvue
de dentiste, il est facile de se plomber soi-

même une dent, en y introduisant du papier de plomb roulé ou des feuilles d'or, au moyen desquels on obstrue la cavité, ou mieux encore en amalgamant de la limaille d'argent au moyen du mercure, ce qui produit une pâte malléable dont vous garnissez la cavité de la dent et qui durcit presque aussitôt.

Quant à la carie humide, elle ne se traite pas de la même manière. Si l'on avait le malheur de plomber ou de mastiquer la dent, surtout quand elle est douloureuse, il en résulterait une longue série de souffrances, attendu que dans la carie humide à l'état de douleur il existe un suintement qui vient du canal dentaire, et que ce suintement se trouvant comprimé, il occasionnerait une forte inflammation, souvent une fistule dentaire et une douleur insupportable ; alors on serait obligé de faire extraire la dent. Ainsi, il faut savoir distinguer une carie humide d'avec une carie sèche.

Pour traiter la carie humide, vous n'avez que deux moyens : 1° le plus sûr est de faire extraire la dent cariée ; cependant, comme beaucoup de personnes redoutent l'opération et la perte d'une dent, on peut essayer le cautère potentiel, qui, avec un peu de patience et de persévérance, réussit souvent. On appelle *cautère potentiel* la cautérisation au moyen de liqueurs actives. On trouvera à la fin de ce livre une recette intitulée *Gouttes calmantes*, dont l'usage est excellent dans les cas de cette nature, et qui s'emploie ainsi qu'il suit : deux fois par jour, on imbibe de cette liqueur un petit flocon de coton qu'on introduit dans la cavité de la dent malade ; on répète ce pansement pendant sept ou huit jours, et il est rare qu'après ce temps l'action à la fois calmante et cautérisatrice du spécifique n'ait point dissipé la douleur, en détruisant la sensibilité du nerf dentaire. Alors seulement on peut se permettre de mastiquer la dent par un des procédés indiqués plus haut, sans craindre aucune suite fâcheuse.

3° *De la fracture des dents.*

Les dents sont très-dures et compactes, et quoique leur substance soit plus solide que celle des autres os du corps humain, on acquiert très-souvent la preuve qu'elles sont sujettes à se fracturer en différents sens, en partie ou en tout. Les causes de la fracture de ces organes sont : les coups, les chutes, les efforts que fait le dentiste pour les extraire. A propos de cette dernière cause de fracture des dents, qu'il me soit permis de dire qu'il n'est pas toujours juste de l'imputer à l'opérateur, qui quelquefois est jugé bien sévèrement par son malade. Je puis affirmer que ces sortes de fractures ne dépendent pas toujours du dentiste, car toutes les dents sont loin d'être faciles à extraire; il en est qui sont solidement soudées à l'os maxillaire et qu'on désigne vulgairement sous le nom de *dents barrées;* d'autres ont des racines excessives qui s'irradient capricieusement dans l'os maxillaire comme les racines des arbres; il en est encore qui, quoique d'une belle apparence à l'extérieur, sont ruinées de telle sorte par la carie à l'intérieur, qu'elles n'offrent aucune résistance au collet. Dans des cas de cette nature, le dentiste le plus habile peut casser une dent et faire pis encore, sans qu'il y ait réellement de sa faute.

Il peut arriver, en effet, que la dent étant soudée, entraîne avec elle l'alvéole et souvent une partie de l'os maxillaire. Quand un dentiste casse une dent, s'il lui reste encore un peu d'espoir d'extraire

la racine, il faut tenter de le faire; autrement, il doit se borner à enlever les es-
quilles qui restent après la fracture, dont
il polit et unit ensuite les angles les plus
aigus, afin que la langue ne soit point
gênée dans ses mouvements et ne vienne
pas s'y blesser, ce qui 'déterminerait une
inflammation et des aphthes ou ulcères.

4° *De la luxation.*

La luxation des dents est leur déplace-
ment de leur alvéole; elle est ordinairement occasionnée par les coups, les chutes,
le rétrécissement de l'os maxillaire chez
les enfants pendant le travail de la dentition, et chez les vieillards par la perte de
la vitalité des dents et leur dénudation.

Pour remédier à la luxation des dents
des enfants, il faut bien s'assurer s'il existe
encore des dents de lait qui auraient fait

dévier les dents adultes; alors il faudrait
les extraire et ramener graduellement par
des ligatures les dents qui seraient luxées
en dedans ou en dehors; mais ces opérations ne peuvent être pratiquées que par
un dentiste habile. Pour les vieillards,
avant de ligaturer leurs dents, il faut s'assurer s'il n'existe pas de tartre autour de
leur collet, et l'enlever s'il y en a. Ces
sortes de ligatures ne doivent se faire qu'a-
vec du fil de pitte, et être renouvelées
tous les cinq à six mois. Chez les vieillards,
cette ligature maintient les dents sans pour
cela les guérir; ce n'est seulement qu'un
léger préservatif contre leur chute totale,
qui ne manquerait pas d'avoir lieu si l'on
venait à les priver de ces petits liens artificiels.

Au surplus, l'état de la bouche du client
et les circonstances doivent déterminer le
dentiste à prendre le parti qui lui paraît le

plus convenable et le plus avantageux
pour le malade.

5° *De la fluxion.*

La fluxion qui survient aux gencives est
une tumeur inflammatoire plus ou moins
occasionnée par des dents gâtées ou par la
surabondance des liqueurs qui circulent
difficilement dans les vaisseaux qui la dis-
tribuent aux gencives. Le gonflement est
quelquefois tellement considérable, qu'il
occupe non-seulement les joues et les
gencives, mais qu'il comprend encore
toute la tête et s'étend aussi jusqu'au go-
sier. Ces accidents sont quelquefois très-
graves et peuvent empirer au point d'occasionner une esquinancie et le tétanos.
Cette inflammation exige un traitement
prudent.

Quand la fluxion est occasionnée par

des dents cariées, le moyen le plus sûr et le plus prompt est d'extraire la dent, si toutefois la tension des gencives et le volume du gonflement peuvent permettre d'ouvrir la bouche de manière qu'on puisse pratiquer l'opération.

Dans le cas contraire, si le malade ne pouvait desserrer les dents, voici le traitement pour lui venir en aide : les bains de pieds, la privation de la moitié de la nourriture habituelle, et de fréquents gargarismes avec du miel rosat coupé de moitié d'eau. Ce traitement fort simple procurera du soulagement aux parties enflammées et facilitera l'ouverture de la bouche pour l'introduction des instruments nécessaires à l'extraction de la dent.

Quoique la fluxion ne soit pas entièrement guérie, on ne court aucune espèce de risque d'ôter les dents malades, quoi qu'en disent certaines personnes et même

des dentistes, qui prétendent que la
fluxion est une cause suffisante pour empêcher l'opération. Je pense, au contraire,
puisqu'il n'y a aucun danger à la pratiquer, qu'il est sage, pour le débarrasser
de son ennemi, de profiter de l'état dou-
loureux du malade, état qui le dispose à
braver l'augmentation momentanée de sa
souffrance, parce qu'il sait qu'à ce prix il
est assuré d'un soulagement complet ;
tandis que si l'on attend que la fluxion et la
douleur soient sur le point de disparaître,
indépendamment des souffrances prolon-
gées auxquelles le malade aura été en
proie, il devra se soumettre encore à une
opération douloureuse, quand rien ne
l'encouragera plus à la braver.

Si la fluxion est occasionnée par la
surabondance des liqueurs et si son siége
est dans les gencives, il faut alors employer
les sangsues localement, les cataplasmes

de mie de pain, de graine de lin, de lait
et de jaune d'œuf. Les gargarismes d'eau
de guimauve ou de figues grasses bouillies
dans du lait sont aussi des moyens em-
ployés avec succès.

Les accidents occasionnés par les
fluxions cèdent ordinairement au traitement que je viens d'indiquer, mais quelquefois ils sont rebelles à toutes les médi-
cations. Ils dégénèrent alors en abcès,
dont la suppuration se fait issue à l'intérieur de la bouche et souvent à l'extérieur
et donne naissance à la fistule dentaire.

Quand vous voyez que votre mal se
complique, le plus court est d'appeler un
médecin, qui aidera la nature par une incision avec la lancette et vous ordonnera
les médicaments nécessaires à votre position.

Il y aurait encore bien des choses à dire
sur la fluxion et les suites que peut avoir

la carie sur les alvéoles et l'os maxillaire,
ainsi que sur le traitement; mais je ne
veux pas dépasser les bornes que je me
suis posées dans ce petit abrégé.

6° *De la fistule dentaire.*

La fistule dentaire est une maladie très-
compliquée, et quand elle tourne mal ses
ravages sont effrayants. La fistule peut
attaquer toutes les parties du corps, mais
je ne parlerai que de la fistule dentaire.
Cette dernière attaque communément les
gencives, et elle est toujours occasionnée
par une dent cariée ou un chicot-racine
de dent. La fistule est ordinairement ac-
compagnée de duretés et de callosités.

Les dents cariées ou les chicots qui
sont la cause de la fistule des gencives
doivent être nécessairement arrachés, si
l'on veut arriver à la guérison, car leur

présence entretiendrait constamment dans
la bouche un écoulement purulent. Après
cette opération, le dentiste doit s'assurer
si la fistule a étendu ses ravages sur les
alvéoles et l'os maxillaire. Si ce cas existe,
et si l'affection n'a fait encore que peu de
progrès, il doit alors pratiquer le délite-
ment de la partie malade et cautériser plus
ou moins souvent la plaie avec la pierre
infernale ou le nitrate d'argent en poudre.
Ce cautère est préférable à tous les autres
pour les maladies de la bouche dont le
traitement exige l'usage des caustiques,
parce que l'on peut en diriger les effets à
son gré. Mais si malheureusement la maladie était arrivée à une période avancée,
il faudrait avoir recours au plus vite à un
habile chirurgien, car si cette funeste
maladie attaquait sérieusement l'os maxillaire, elle pourrait défigurer le malade,
et les moyens à employer pour le guérir

seraient très-douloureux. On ne saurait donc trop blâmer les personnes qui, atteintes de cette maladie, ne font rien pour en arrêter les progrès.

La fistule dentaire est intérieure ou extérieure. Lorsqu'elle est intérieure, elle se pose sur les gencives; celle-là n'est presque jamais dangereuse. Otez la dent qui en est cause, donnez issue au pus, cautérisez et gargarisez-vous, vous serez guéri. Mais la fistule qui perce à l'extérieur est plus dangereuse, attendu que pour percer à l'extérieur la tumeur qui en est cause a quelquefois attaqué l'alvéole et l'os maxillaire; celle-là est dangereuse, et l'on doit se tenir en garde pour s'en faire guérir.

7° *Du scorbut*.

Je n'avais point l'intention de parler du

scorbut dans ce petit ouvrage, car cette maladie est du domaine de la médecine, et je ne veux pas dépasser les limites que que je me suis prescrites; mais les ravages que le scorbut occasionne sur les dents et sur les gencives sont si fréquents, que je me suis déterminé à en parler, sans cependant entrer dans de grands détails.

Les effets de cette maladie, que l'on peut regarder comme contagieuse, se font sentir non-seulement sur les gencives, mais encore sur les os maxillaires.

Le scorbut peut provenir de la dépravation ou de l'appauvrissement des liqueurs tant sanguines que lymphatiques. Il provient plus ordinairement encore des aliments salés et des mauvaises eaux dont on fait usage à bord des navires; aussi est-il plus commun sur mer que sur terre. Cependant, à notre époque, les matelots en sont moins souvent atteints qu'autrefois, par suite des soins aussi philanthropiques qu'intelligents qui président aujourd'hui à leur alimentation.

Cette déplorable maladie se reconnaît à des signes certains : les gencives deviennent baveuses, couleur lie de vin et tombent en décomposition ; les dents se noircissent et sont vacillantes ; la bouche exhale une odeur repoussante ; le teint se plombe et le malade perd l'appétit.

Dès que ces symptômes apparaissent, il faut les combattre par la tisane amère ; il faut mâcher fréquemment de l'oseille et du cresson et faire usage de toniques en gargarismes, surtout après les repas. Une grande propreté devient nécessaire ; on doit changer souvent de linge.

Tous ces soins peuvent faire disparaître la maladie, mais rien ne peut préserver de la perte des dents, sinon en totalité, du moins en partie.

2*

J'ai traité souvent des scorbutiques aux colonies, mais j'ai vu rarement leurs dents résister à la puissance destructive du mal. C'est alors qu'il faut songer à les remplacer par des dents artificielles, non point suivant la méthode ancienne, c'est-à-dire au moyen de pivots et de crochets, car ce système, qui rend l'usage des fausses dents extrêmement laborieux et pénible, peut avoir pour conséquence, par suite de l'excessive surexcitation des gencives, de faire renaître la maladie. On ne doit point hésiter à donner la préférence à la méthode nouvelle, qui consiste à sculpter des râteliers entiers ou des parties de râteliers d'une seule pièce, qui s'adaptent à la bouche avec une précision parfaite et qui y adhèrent, sans aucune ligature, avec une puissance égale à celle des dents naturelles; d'où il s'en suit que leur usage ne cause aucune gêne et ne peut occasionner aucune lésion dans la bouche.

Il arrive quelquefois que le scorbut ne
borne point ses ravages à la bouche, et
qu'il gagne toutes les parties du corps;
alors, plus que jamais, il faut avoir recours
au médecin.

8° *Du tartre qui s'attache aux dents.*

Le tartre qui s'attache aux dents est une
espèce de phosphate de chaux qui s'accu-
mule peu à peu par couches, et qui durcit
comme une croûte pierreuse plus ou
moins épaisse.

Plusieurs causes contribuent à la forma-
tion du tartre : la décomposition des débris
d'aliments qu'on laisse séjourner entre les
dents, les vapeurs grasses et épaisses qui
viennent de l'estomac, les parties salines
et terreuses que la salive tient en suspen-
sion et qu'elle dépose sur les dents. On
conçoit qu'il est facile de combattre ces
causes diverses; il ne faut pour cela que

de la propreté, mais de la propreté cons-
tante, de la propreté de chaque jour ; car
si, par négligence, on laisse se former la
première couche, la seconde, la troisième
arriveront rapidement, malgré tous les
soins que l'on pourrait prendre. Alors les
dents disparaissent sous un affreux badi-
geon jaunâtre ; les gencives s'ulcèrent, les
racines se dénudent et la carie commence
ses ravages.

Quand la bouche est arrivée à cet état,
il faut s'empresser de recourir au dentiste,
pour faire enlever cette croûte parasite qui
la dépare, rend l'haleine désagréable et
peut entraîner la perte des dents.

Pour prévenir le retour du tartre, il
faut chaque matin se nettoyer les dents
avec une brosse douce et de l'eau naturelle, à laquelle on ajoutera seulement
deux ou trois fois par semaine quelques
gouttes d'élixir.

9° *Des aphthes ou ulcères de la bouche.*

Les aphthes sont de petits ulcères qui viennent dans la bouche ; cette affection peut provenir d'une cause locale ou d'une cause générale.

Les aphthes sont faciles à reconnaître ; elles apparaissent principalement sur les côtés de la langue ; elles occasionnent de la chaleur dans la bouche, une démangeaison désagréable et une grande difficulté pour la prononciation ; leur forme est irrégulière et leur couleur blanchâtre.

La cause locale des aphthes est souvent l'abus des liqueurs fortes, l'échauffement par suite d'excès de fumer dans des pipes courtes et juteuses. Pour combattre cette petite maladie, qui n'est pas dangereuse si on la prend à temps, il faut cesser les excès qui l'ont fait naître, se gargariser avec du miel rosat coupé de moitié d'eau, boire de la tisane rafraîchissante d'eau d'orge miellée : en deux ou trois jours on est guéri.

Les aphthes qui naissent de causes générales ne sont pas aussi faciles à traiter, parce que leur gravité est en raison de la cause qui les a produites; il en est ainsi des aphthes qu'entraîne avec lui un traitement mercuriel, de celles qui naissent d'une maladie vénérienne mal guérie ou d'un principe morbide héréditaire. Celles-là déterminent plus d'inflammation et sont autrement douloureuses; il faut pour les réduire un traitement plus énergique qui appartient tout entier à la médecine. Je me borne donc à conseiller d'avoir recours au docteur sans délai, si l'on veut prévenir des accidents plus graves.

VII.

Sur le peu d'efficacité des élixirs que l'on vend sur les places publiques.

Après avoir décrit les diverses maladies de la bouche et indiqué les moyens de les prévenir et de les combattre, je crois utile de démontrer brièvement le peu de fonds que l'on doit faire sur les spécifiques que les charlatans débitent, sous mille noms divers, sur les places publiques.

Ces drogues, qui ne sont soumises à aucun contrôle, et dont le vendeur n'encourt aucune responsabilité, puisque sa dupe ne sait plus où le prendre, ne sont quelquefois composées que de teintures impuissantes et, par ce fait, heureusement inoffensives. Dans ce cas, l'acheteur n'a à

regretter que son argent. Mais il n'en est
pas toujours ainsi : quand le charlatan est
un empirique, et c'est ce qui arrive le plus
souvent, le remède change alors de ca-
ractère ; de simple et innocente teinture,
il se transforme en liqueur mordante et
corrosive, et le malheureux qui croyait
trouver dans le précieux flacon un soulagement à sa souffrance, n'y trouve qu'une
aggravation de maux et trop souvent la
ruine de ses dents.

Je ne saurais donc trop prémunir contre
ces substances dangereuses les personnes
naïves qui, prenant pour de la science le
flux verbeux et l'assurance étonnante des
guérisseurs de foire, leur confient si facile-
ment leur argent et leur santé.

Voici, à ce sujet, une petite anecdote
assez significative :

En 1848, je parcourais la Normandie,
et je me trouvais à Coutances, départe-

ment de la Manche, à l'hôtel d'Angleterre,
chez M. Thaforel, lorsqu'un de ces charlatans qui vendent leurs drogues sur les
places publiques, dont javais eu occa-
sion d'entendre la mirobolante déclama-
tion, tourmenté par une douleur odontal-
gique très-aiguë ou rage de dents, et ne
pouvant résister plus long-temps à ses souffrances, se présenta à moi, en me sup-
pliant de le guérir de ses douleurs, se
soumettant d'avance à toutes mes pres-
criptions. Je l'avouerai, je fus content de
trouver cet homme en défaut, et je lui
témoignai ma surprise de sa démarche
auprès d'un dentiste, quand il était lui-
même possesseur d'un remède souverain
propre à toutes les maladies des dents. La
réponse que je reçus à mon apostrophe
ironique fit succéder à ma surprise simu-
lée, l'indignation et le plus grand dégoût
pour cet homme. Vous allez en juger par

ses propres paroles : *Mon élixir*, me ré-
pondit cet empirique, *n'a de vertu que
pour ces imbécilles et niais de paysans,
qui, en m'apportant leur argent, ont la
bêtise de croire qu'il les guérira. Du reste,
je sais bien à quoi m'en tenir à cet égard.*

Si mon remède, ajouta-t-il, *n'opère pas
plus chez les personnes à qui je le vends
qu'il n'opère sur moi-même, elles auront
toujours recours aux dentistes; d'où je
conclus que je ne leur fais aucun tort dans
leur profession; au contraire.*

Voilà un langage peu consolant pour les
personnes qui ont tant de confiance dans
cette sorte de bohémiens, et qui, je l'espère, dessillera enfin les yeux de ceux qui
sont tombés dans cette illusion.

C'est pour combattre, autant qu'il est
en mon pouvoir de le faire, ce dangereux
commerce, que je donne à la fin de ce
petit ouvrage diverses formules pour la

composition d'élixirs et de dentifrices,
dans lesquels il n'entre aucune substance
dangereuse et dont je garantis les bons
effets. Chacun pouvant préparer soi-même
ces spécifiques, personne, je l'espère,
n'ira plus les acheter dans les foires.

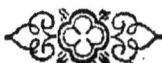

VIII.

Des dents et dentiers artificiels en général. Dangers des dents à pivot et à crochets, et avantages des dents sans crochets ni pivot pour la prononciation et la mastication.

De toutes les parties qui constituent l'art du dentiste, l'une des plus difficiles et des plus importantes est la prothèse dentaire, au moyen de laquelle on supplée par des procédés mécaniques et chimiques à la perte des dents. Ce n'est pas un art nouveau, car l'on a trouvé des traces de la prothèse dentaire chez les peuples anciens; néanmoins, il est certain que jamais cette branche de l'art du dentiste n'était parvenue au degré de perfection qu'elle a atteint de nos jours, surtout en France, où la mécanique dentaire, devenue plus parfaite et plus répandue qu'en aucun autre pays, peut être considérée aujourd'hui comme un art des plus utiles à toutes les classes de la société.

Nous possédons en France beaucoup de dentistes, mais malheureusement les bons mécaniciens y sont encore rares. La plupart des dentistes sont obligés d'avoir recours à des artistes bijoutiers ou sculpteurs pour la confection de leurs dentiers, ce qui fait qu'en passant par deux mains ces pièces s'ajustent mal. Il est bien préférable que la pièce artificielle soit faite par le dentiste lui-même, qui connaît la structure de la bouche de son client et s'est rendu un compte exact de toutes ses difformités buccales.

Depuis que l'art du dentiste existe, l'on a employé tour à tour différentes matières

pour faire les dents artificielles, telles
que :

Les os de bœuf dégraissés à la cendre,

La nacre de perle,

La cire blanche,

La dent de baleine,

La dent de cachalot,

La dent de morse,

La dent d'éléphant ou ivoire.

On s'est servi aussi des dents de mouton,
de cerf et autres animaux.

Mais ce qui a été le plus en vogue depuis près d'un siècle, ce sont les dents en
porcelaine, sous le nom de dents minérales ou incorruptibles. Ces dents sont
montées sur or ou sur platine, au moyen
d'un pivot, si la racine de l'ancienne dent
reste. Je conviens que la matière de ces
dents peut durer long-temps ; mais il n'en
est pas de même des moyens qu'on emploie pour les fixer dans la bouche et

les y maintenir, car les pivots et les crochets manquent de solidité et leur emploi
donne lieu aux accidents que je signale
ci-après :

Les crochets corrodent le collet des dents
auxquelles ils sont fixés, et l'action mécanique du mouvement des mâchoires pour
la mastication fait déchausser les gencives
et ébranle les bonnes dents qui servent
à maintenir la pièce artificielle, ce qui
fait qu'une personne qui perd une dent et
qui a recours aux dents à crochet, en perd
trois pour une, cinq pour trois, et ainsi de
suite.

Les dents à pivot ne peuvent se poser
qu'aux personnes à qui il reste la racine
de la dent. Ce mode d'ajustement nécessite
toujours la perforation de la racine, pour
y ménager la place du pivot. Dans ce cas,
deux accidents peuvent survenir : ou le
pivot trop long porte sur le nerf dentaire

et occasionne les douleurs les plus vives,
une fluxion, des abcès, des fistules den-
taires, etc., ou la tige métallique qui fait
sa solidité se brise dans le canal dentaire,
et nécessite une opération des plus longues
et des plus douloureuses que je connaisse;
ensuite il est rare que le canal dentaire ne
s'élargisse pas, tout en continuant de se
gâter, de sorte qu'il est très-peu de ces
dents qui résistent. On a vu même des
personnes les avaler en mangeant. Voici,
du reste, comment s'exprime sur les dents
à pivot une célébrité médicale, M. le docteur Begin, président de l'académie de
médecine : « Même dans les cas les plus
» favorables, toujours sous la double in-
» fluence des vacillations inséparables de
» l'exercice des fonctions qui leur sont
» confiées, et des actions des liquides sa-
» livaires qui s'infiltrent le long de leur
» tige, les dents à pivot les plus solide-

» ment fixées usent les racines qui les
» supportent, agrandissent le canal et
» finissent par ne plus pouvoir rester en
» place. »

Ainsi, à toutes ces vieilles prothèses on doit préférer sans contredit les dents sans ligature, ni pivot, ni crochet. Ces dents sont sculptées dans le cœur des dents d'hippopotame et préparées par des procédés chimiques, et quand ces dents sont exécutées par un dentiste habile et consciencieux, elles durent long-temps. Les dents d'hippopotame (1) véritables sont exemptes de tout inconvénient : taillées sur un socle qui s'appuie également sur toute l'arcade dentaire, la pression néces-

---

(1) Il ne faut pas confondre la dent d'hippopotame avec l'ivoire, qui est tiré des défenses de l'éléphant. Beaucoup de dentistes cupides, pour gagner davantage, se sont servis de l'ivoire d'éléphant, qui jaunit et dure peu de temps.

2**

saire pour broyer les substances alimentaires ne cause pas la moindre douleur;
les râteliers supérieurs et inférieurs tombent avec harmonie l'un sur l'autre et s'em-
boîtent naturellement; aussi ne laissent-
elles rien à désirer sous le rapport de la
mastication.

Ces avantages , quelque importants
qu'ils soient, ne sont pas les seuls que
présentent ces dents : leur simplicité, leur
forme parfaite et la grande régularité de
leur disposition contribuent essentiellement à faciliter la prononciation et le
chant ; on s'en aperçoit au bout de trois
ou quatre jours à peine , car il ne faut pas
plus de temps pour s'habituer complète-
ment à leur usage.

Il serait superflu de m'étendre davantage sur ce sujet, car la question est aujourd'hui définitivement jugée entre les
dents artificielles à pivots et à ligatures et

les dents sans crochets, pivots, ni ligatures ; aussi je termine en recommandant
de la manière la plus pressante de donner
la préférence à ce dernier système.

IX.

**Des élixirs, poudres, opiats et denti-
frices pour les soins de la bouche, et
leurs formules.**

1° Elixir de M. Carette.

Alcool à 38 degrés.	1	litre.
Essence de menthe anglaise.	15	grammes.
Néroli	5	id.
Essence d'anis.	3	id.
Essence de girofle	2	id.
Essence de canelle.	3	id.
Teinture de musc	3	id.

Ether sulfurique. 4   id.

Cochenille en poudre . . . 5   id.

Alun de roche en poudre . 3   id.

Faites macérer le tout dans l'alcool pendant sept à huit jours, excepté l'éther sulfurique que vous mettez après avoir filtré la liqueur. Cet élixir est très-agréable au goût ; il raffermit les gencives et en guérit la suppuration quand cette affection est locale.

Manière de s'en servir.

Chaque matin on se brosse les dents avec de l'eau naturelle ; ensuite, deux fois par semaine, on met huit à dix gouttes d'élixir dans le tiers d'un verre d'eau, et l'on s'en sert pour se brosser les dents et les gencives comme d'usage. Cette opération dissipe la mauvaise odeur de la bouche, entretient la fermeté des gencives,

2***

prévient la carie des dents , et si on la fait convenablement, elle arrête les progrès de cette maladie.

Il suffit aussi dans un très-grand nombre de cas, pour calmer immédiatement les douleurs les plus vives, d'introduire dans la cavité de la dent malade du coton imbibé de cet élixir pur, sans qu'il y ait à craindre que son action puisse briser les dents.

2° ELIXIR DENTIFRICE COMPOSÉ DE SEMENCES ET PLANTES AROMATIQUES.

Alcool . . . . 1 litre.
Semence d'anis . . . . 30 grammes.
Clous de girofle 8   id.
Quina rouge. 15   id.

Gayac râpé . . . . 30 grammes.

Racine de pyrèthre 15   id.

Essence de menthe anglaise. 10   id.

Concassez le tout et mettez-le macérer dans l'alcool pendant sept à huit jours; ensuite passez au filtre. Cet élixir ne revient pas aussi cher que l'autre et n'a pas moins de qualités.

La manière de s'en servir est absolument la même que pour mon élixir, et son usage est aussi sans danger pour les dents.

3° POUDRE NOIRE DENTIFRICE DE MAURY.

Charbon végétal . . . . . 250 grammes.

Quinquina 125   id.

Sucre en poudre	250	grammes.
Essence de menthe anglaise	10	id.
Essence de canelle	5	id.
Teinture d'ambre musqué.	2	id.

Toutes ces substances doivent être pilées et porphyrisées ; on ajoute ensuite les essences et on mêle le tout. Il faut avoir soin de tenir le flacon ou la boîte bien hermétiquement fermé et toujours dans un endroit sec.

Cette poudre est un excellent dentifrice et blanchit parfaitement les dents.

Manière de s'en servir.

Brossez vos dents chaque jour avec de l'eau naturelle, et deux ou trois fois par semaine humectez votre brosse et mettez dessus une pincée de poudre avec laquelle vous vous frotterez les dents et les gencives ; ensuite vous vous rincerez la bouche avec de l'eau naturelle ou encore mieux avec de l'eau aromatisée du premier ou du second élixir.

4° AUTRE POUDRE DENTIFRICE DE CHARLARD.

Crême de tartre . . . . . 150 grammes.
Alun calciné 10   id.
Cochenille 8   id.
Essence de rose . . . . . 8 gouttes.

Cette poudre rend les dents très-blanches. La manière de s'en servir est la même que pour la précédente.

5° POUDRE DENTIFRICE AU SANG DE DRAGON.

Corail rouge	125 grammes.
Sang de dragon.	30 id.
Carmin	25 centigr.
Ecorce de citron	1 gramme.
Sucre blanc	15 grammes.

Cette poudre blanchit les dents parfaitement et donne aux lèvres et aux gencives une belle couleur rose qui dure une partie de la journée.

On la prépare et on l'emploie comme les autres poudres ci-dessus.

6° POUDRE DENTIFRICE NOIRE DU DOCTEUR TOIRAC.

Charbon . . . . 10 grammes.
Magnésie 5   id.
Quinquina. 5   id.
Tartrate acide de potasse. . 3   id.
Essence de menthe anglaise. 2   id.

Cette poudre se prépare et s'emploie comme les précédentes ; elle nettoie et blanchit très–bien les dents.

7° OPIAT DENTIFRICE AU CORAIL.

———

Corail rouge . . . . 125 grammes.
Os de sèche 30   id.
Crême de tartre 60   id.
Cochenille 30   id.
Alun. 2   id.
Miel blanc 300   id.

Broyez la cochenille avec l'alun et un peu d'eau, ajoutez le miel, puis les autres substances en poudre fine, enfin aromatisez à volonté avec de l'essence de menthe ou de l'essence de girofle, ou toute autre essence; remuez ensuite le tout, jusqu'à ce que votre opiat arrive à l'état de pommade. Il faut avoir soin de le tenir

bien fermé dans un pot, une boîte d'étain
ou un flacon.

L'odeur de cet opiat est exquise, et il
nettoie parfaitement les dents; de plus il
colore les gencives et les lèvres d'une
agréable couleur rose.

La manière de s'en servir est celle-ci :
vous humectez une brosse à dents avec un
peu d'eau, ensuite vous prenez gros comme
un pois de l'opiat que vous étendez sur
votre brosse, et vous vous en frottez les
dents.

Beaucoup de formulaires donnent des
recettes qui ne diffèrent de celle-ci que
par des additions de myrrhe, de gomme
laque, de pierre ponce, par la substitution
du sirop de mûres au miel, ou enfin par
la suppression d'une ou deux substances.
Ces compositions n'ont rien de supérieur
à celle que j'indique.

8° GOUTTES CALMANTES POUR GUÉRIR INSTANTANÉMENT LES DOULEURS DE DENTS LES PLUS AIGUES.

Alcool. . . . . 90 grammes.
Ether sulfurique 30   id.
Laudanum liquide 30   id.
Baume du Commandeur . . 30   id.
Baume de la Mecque. . . . 12   id.
Baume de Tolu 12   id.
Essence de girofle 12   id.

Mettez le tout dans une bouteille bien bouchée et laissez macérer pendant huit jours ; mettez ensuite dans des flacons bien bouchés.

Manière de se servir de la goutte calmante.

Quand on éprouve une douleur de dents,

il suffit pour la calmer immédiatement d'introduire dans la cavité de la dent malade du coton imbibé de cette liqueur.

La composition de cette formule n'a pas un goût désagréable comme le créosote, exécrable corrosif qui rend les dents cassantes et qui peut causer des accidents très-fâcheux aux personnes qui ont le malheur d'en avaler.

La goutté calmante se conserve parfaitement, et même plus elle est vieille, plus ses moyens sont efficaces.

* * *

9° GARGARISME POUR LES INFLAMMATIONS DE LA BOUCHE.

Il suffit de se rincer plusieurs fois la bouche dans la journée avec du miel rosat coupé avec moitié d'eau. En cas de fluxion, il faut avoir recours aux fumigations avec de la fleur de sureau, en se couvrant la tête pour recevoir la vapeur.

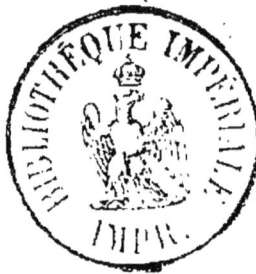

FIN.

TABLE DES MATIÈRES.

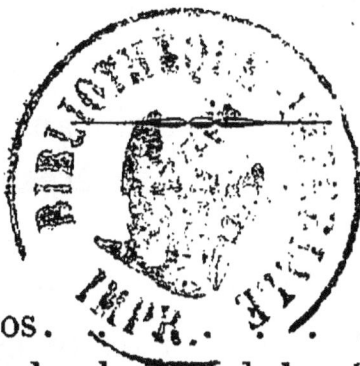

FIN DE LA TABLE.

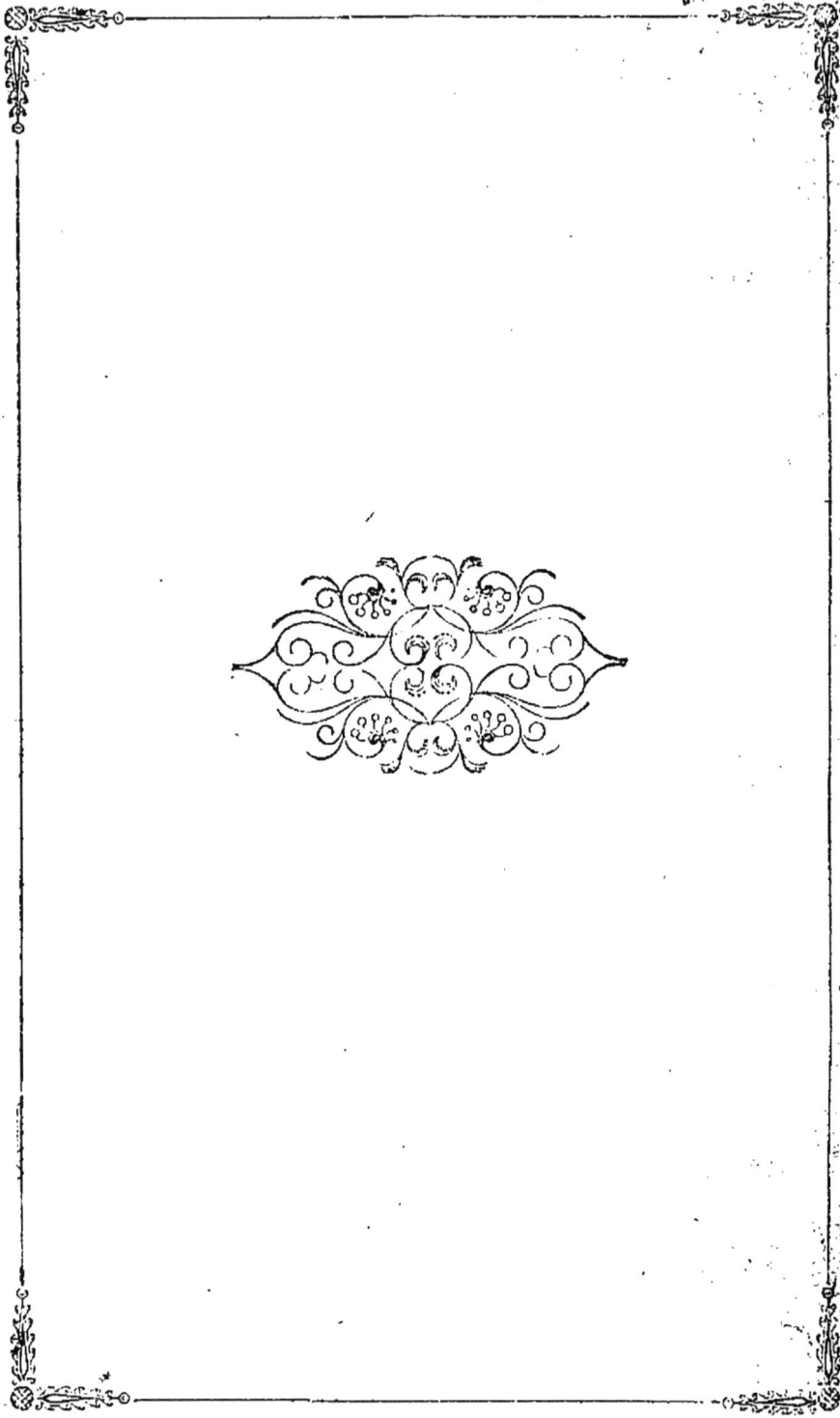

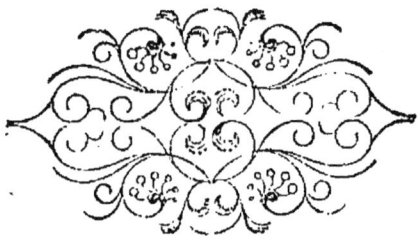